FIBROMIALGIA

Trattamento Naturale della Fibromialgia

Guida completa

Dieta - Rimedi naturali

Ridurre il dolore - Nutrizione

Pauline PATRY

Indice

Cos'è la fibromialgia?

La fibromialgia è la seconda condizione più comune che colpisce le ossa e i muscoli. Eppure, è spesso mal diagnosticata e fraintesa. I suoi sintomi classici sono: dolori muscolari e articolari diffusi e affaticamento.

Non esiste una cura. Ma una combinazione di farmaci, esercizio fisico, gestione dello stress e abitudini sane può alleviare i sintomi tanto da permetterti di vivere una vita normale e attiva.

Cause

I medici non sono sicuri di quale sia la causa, ma alcuni pensano che sia un problema che riguarda il cervello e il midollo spinale, e come questi elaborano i segnali del dolore provenienti dai nervi.

Sappiamo che alcune caratteristiche indicano che hai maggiori possibilità di averla se:

- Sei una donna.

- Hai un'altra malattia dolorosa, come l'artrite, o un'infezione.

- Hai un disturbo dell'umore, come l'ansia o la depressione.

- Hai subito abusi fisici o emotivi o sei affetto da PTSD.

- Fai raramente esercizio fisico.

- Ne soffrono anche altri membri della tua famiglia.

Sintomi

In parole povere, fa male dappertutto. I sintomi più comuni
includono:

- Dolori muscolari, bruciore, contrazioni o tensione
- Soglia del dolore bassa o tender points
- Stanchezza estenuante
- Problemi di concentrazione e di memoria, chiamati "fibro nebbia".
- Insonnia o disturbi del sonno
- Sentirsi nervosi, preoccupati o depressi

La fibromialgia può essere simile all'osteoartrite, alla
borsite e alla tendinite. Ma anziché far male in un'area
specifica, il dolore e la rigidità potrebbero colpire tutto il
corpo.

Altri sintomi possono includere:

- Mal di pancia, gonfiore, nausea, costipazione e diarrea (sindrome dell'intestino irritabile)
- Mal di testa
- Bocca, naso e occhi secchi
- Sensibilità al freddo, al calore, alla luce o al suono
- Bisogno di urinare più spesso
- Intorpidimento o formicolio al viso, alle braccia, alle mani, alle gambe o ai piedi

Diagnosi

Il tuo medico ti visiterà e ti chiederà informazioni sui tuoi
passati problemi di salute e sui tuoi familiari più stretti.

Non c'è nessun test che possa dirti se hai la fibromialgia.
Invece, poiché i sintomi sono molto simili a quelli di altre
condizioni, il medico proverà ad escludere altre malattie
come l'ipotiroidismo, i diversi tipi di artrite e il lupus.
Potresti quindi trovarti a fare esami del sangue per
controllare i livelli ormonali e per cercare segnali di
infiammazione, come ad esempio un'ecografia.

Se il tuo medico non dovesse trovare un'altra spiegazione
per come ti senti, userà un sistema di punteggio in due
parti per misurare quanto sia diffuso il tuo dolore e quanto
i tuoi sintomi influenzino la tua vita quotidiana. Usando
questi risultati, insieme elaborerete un piano per gestire la
condizione.

Trattamenti tradizionali

A seconda dei sintomi, il medico può prescrivere
antidolorifici, antidepressivi, miorilassanti e farmaci che
aiutano a dormire.

I tre farmaci approvati specificamente per il dolore
fibrogenico sono:

- Duloxetina (Cymbalta)
- Milnaciprano (Savella)
- Pregabalin (Lyrica)

Anche gli antidolorifici da banco possono aiutare.
Tuttavia, i farmaci più forti, come gli oppioidi, tendono a
non funzionare bene a lungo termine, e si potrebbe
diventarne dipendenti.

Un esercizio fisico regolare e moderato è la chiave per
controllare la fibro. Fare una moderata attività fisica -

come lo yoga, il tai chi, il pilates e persino camminare - aiuta la resistenza, rafforza i muscoli e migliora la capacità di muoversi facilmente. L'esercizio fisico rilascia anche le endorfine, che combattono il dolore, lo stress e la sensazione di stanchezza. E può aiutare a dormire meglio.

Puoi anche provare delle terapie complementari, tra cui il massaggio, l'agopuntura e la manipolazione chiropratica, per alleviare i dolori e lo stress.

Uno psicologo, un terapeuta o un gruppo di supporto possono aiutarti a gestire le emozioni difficili e a spiegare agli altri cosa ti sta succedendo.

Sintomi della fibromialgia

Poiché i sintomi classici della fibromialgia - dolori muscolari e articolari diffusi e affaticamento - non sono particolarmente caratterizzanti, questa condizione è spesso mal diagnosticata e fraintesa. Potresti non avere tutti i sintomi, o potresti anche avere altri problemi di salute.

Poiché non esistono esami di laboratorio o di immagine, quando si va a fare una diagnosi, il medico chiederà informazioni sui sintomi per capire se si è affetti da fibromialgia.

Sintomi più comuni e condizioni correlate

La maggior parte delle persone affette da fibromialgia - chiamata anche sindrome fibromialgica o FMS - possono avere:

- Dolore e tender points
- Fatica
- Problemi di sonno
- Problemi di concentrazione e di memoria, noti come "fibro nebbia".
- Ansia o depressione
- Rigidità mattutina
- Intorpidimento e formicolio a mani, braccia, piedi e gambe
- Mal di testa
- Sindrome dell'intestino irritabile
- Problemi urinari
- Crampi mestruali dolorosi

Dolore e tender points

Quasi tutte le persone con fibromialgia soffrono dolori
dappertutto. Questa patologia può essere simile
all'osteoartrite, alla borsite e alla tendinite, ma si diffonde
in tutto il corpo. Di solito è questo che spinge ad andare
dal medico.

Il dolore può essere profondo, acuto, sordo, palpitante o
doloroso. Lo senti nei muscoli, nei tendini e nei
legamenti che circondano le articolazioni. Per alcune
persone, il dolore va e viene. Può diffondersi in tutto il
corpo.

Si possono anche avere tender points – specifici punti
intorno alle articolazioni che fanno male quando si
preme con un dito. Se si preme un punto sensibile su
una persona non colpita da fibromialgia, questa sentirà
solo la pressione. Ma quella stessa pressione sarebbe
molto dolorosa per una persona affetta fibromialgia.

Questi punti si trovano in zone prevedibili del corpo.
Spesso sotto la superficie della pelle, non in zone di
dolore profondo. È il tessuto intorno ai muscoli e alle
articolazioni a fare male, non le articolazioni stesse.

Fatica

Un altro importante disturbo è la stanchezza persistente
e la sensazione di essere esausti. Spesso le persone si
sentono stanche anche quando dovrebbero sentirsi
riposate, ad esempio dopo una bella dormita. Alcuni
dicono che è come avere l'influenza. Altri invece
paragonano il disturbo ad un lavoro di molte ore e alla
mancanza di sonno.

Potresti sentirti troppo stanco per fare esercizio fisico o più stanco del normale dopo un allenamento. Cose semplici, come fare la spesa o cucinare la cena, potrebbero sfinirti. Anche intraprendere un'attività semplice come piegare i vestiti o stirare potrebbe sembrarti troppo faticoso. Potresti persino essere troppo stanco per fare sesso.

Problemi di sonno

La maggior parte delle persone con fibromialgia ha difficoltà a dormire. Si può anche essere in grado di addormentarsi, ma il sonno è leggero e spesso disturbato. Quando ci si alza al mattino, ci si sente esausti e poco riposati.

I test effettuati nei laboratori del sonno mostrano che le persone affette da fibromialgia sono costantemente disturbate da improvvise attività cerebrali simili a quelle che si verificano nel cervello quando da svegli. Queste interruzioni limitano la quantità di tempo che si passa immersi in un sonno profondo, quando il corpo si rilassa, e di conseguenza poi ci si sente esausti.

Disturbi dell'umore

La metà circa delle persone con fibromialgia soffre di depressione o di un disturbo d'ansia, quando viene diagnosticata la fibromialgia.

Affrontare stanchezza e dolore costanti può essere stressante. Probabilmente ti preoccupa l'idea di dover stare al passo con la vita e di cosa puoi fare per sentirti meglio. Si può diventare meno attivi e finire per isolarsi, e questo può portare alla depressione.

È anche possibile che l'ansia e la depressione siano in realtà una parte integrante della fibromialgia, proprio come il dolore.

Le persone con diagnosi di fibromialgia e depressione hanno problemi di concentrazione e di memoria a breve termine, cosa che rende difficile ricordare le cose di tutti i giorni, come dove hanno messo le chiavi o i progetti fatti per il pranzo dell'indomani.

Rigidità mattutina

La maggior parte delle persone affette da fibromialgia sente il bisogno di "fare stretching" dopo essersi alzata dal letto prima di iniziare la giornata. I muscoli e le articolazioni della schiena, delle braccia e delle gambe sono rigidi. Non è il tipico bisogno di stiracchiarsi. È più simile alla rigidità di chi soffre di artrite reumatoide.

Anche se alcuni dicono che dura solo pochi minuti, la rigidità di solito dura più di 15-20 minuti al giorno. A volte dura per ore, e potrebbe durare persino tutto il giorno.

Gonfiore e formicolio alle mani e ai piedi

Sebbene la causa dell'intorpidimento, del formicolio e del bruciore non sia chiara, molte persone con fibro provano questi sintomi. Queste sensazioni, chiamate parestesie, tendono a verificarsi in modo casuale. Possono durare qualche minuto, oppure possono essere costanti.

Le sensazioni possono essere particolarmente fastidiose al mattino insieme alla rigidità mattutina. Ma in genere non sono d'intralcio.

Mal di testa

Fino a 2 persone su 5 con fibromialgia soffrono,
regolarmente, anche di emicrania o mal di testa muscolo-
tensivo. Queste patologie possono essere il risultato di
dolori al collo e alla parte superiore della schiena. Spesso
sono causate da tensione ai muscoli del collo. Possono
anche essere causati da tender points sul retro della testa e
sul collo.

Il mal di testa può rendere molto più difficile la convivenza
con la fibro e la gestione della malattia.

Sindrome dell'intestino irritabile

Circa due terzi delle persone con fibromialgia hanno
spesso mal di pancia, gas e gonfiore, e sentono il bisogno
di vomitare. Possono anche soffrire di costipazione o
diarrea.

Molti soffrono anche di reflusso acido o malattia da
reflusso gastroesofageo (GERD).

Problemi urinari

Sentire il bisogno di andare spesso ad urinare, soffrire
quando lo si fa, o avere una vescica incontinente sono
sintomi comuni in chi soffre di fibromialgia.

Questi sintomi potrebbero anche essere causati da malattie
della vescica e dei reni, come ad esempio un'infezione.

Crampi mestruali

Le donne con fibromialgia possono avere crampi mestruali
insolitamente dolorosi, spesso per anni, insieme ad altri
sintomi.

Sindrome delle gambe senza riposo

Questa sindrome di solito colpisce i piedi e le gambe sotto le ginocchia. Può far male, ma più spesso si ha la sensazione di dover muovere le gambe per cercare di metterle a loro agio. È particolarmente fastidiosa di notte perché può impedirti di dormire.

Trattamenti per la fibromialgia

Quando si parla di trattamenti per la fibromialgia, ci sono farmaci, rimedi alternativi e abitudini di vita che possono aiutare a ridurre il dolore e a migliorare la qualità del sonno. Il tuo specialista di fibromialgia può prescriverti farmaci per il dolore o antidepressivi per aiutarti a trattare il dolore, la stanchezza, la depressione e l'ansia che accompagnano la malattia. Inoltre, il medico può consigliare la fisioterapia, il calore umido, l'esercizio aerobico regolare, il rilassamento e la riduzione dello stress per aiutarti a gestire i sintomi.

Non esiste una "pillola" che curi la fibromialgia. Un approccio multidisciplinare che utilizza sia farmaci che strategie alternative o di stile di vita sembra la soluzione migliore per trattarne i sintomi.

Il dolore da fibromialgia è simile al dolore da artrite?

La fibromialgia può causare sintomi simili all'artrite, alla borsite e alla tendinite. Di conseguenza, alcuni esperti raggruppano la fibromialgia con l'artrite e i disturbi correlati. Il dolore associato a queste altre condizioni è però tipicamente localizzato in un'unica area, mentre il dolore e la rigidità tipici della fibromialgia sono molto diffusi, si tratta di dolori muscolari profondi, rigidità mattutina e punti dolenti, che rendono difficile l'esercizio fisico o l'essere fisicamente attivi.

Come viene trattata la fibromialgia?

Insieme al profondo dolore muscolare e ai punti doloranti, l'affaticamento è un sintomo chiave della fibromialgia e può essere debilitante. Non solo ci si sente esausti e deboli, ma il riposo a letto non sembra aiutare. Molte persone con fibromialgia hanno riferito di aver dormito dalle otto alle dieci ore a notte e di essersi sentiti come se non avessero dormito affatto.

Alcuni farmaci possono aiutare ad alleviare la fatica associata alla fibromialgia. Inoltre, l'esercizio aerobico può essere d'aiuto per diminuire la fatica ma anche per ridurre al minimo il dolore, migliorare la qualità del sonno e sollevare l'umore.

In che modo l'esercizio fisico aiuta i sintomi della fibromialgia?

Numerosi studi ritengono l'esercizio fisico uno dei trattamenti più importanti per la fibromialgia. Molte persone con fibromialgia non sono fisicamente in forma. Evitano l'esercizio fisico perché temono che aumenti il dolore. Tuttavia, l'esercizio aerobico può effettivamente aiutare ad alleviare il dolore e la depressione.

L'esercizio fisico regolare aumenta la produzione di endorfine da parte del corpo. Si tratta di antidolorifici naturali che migliorano anche l'umore. Iniziare lentamente e gradualmente, aumentando la durata e l'intensità dell'esercizio fisico, può aiutare a godere dei benefici dell'attività motoria senza sentire più dolore.

In che modo la fisioterapia aiuta la fibromialgia?

La fisioterapia può aiutarti ad alleviare il dolore e la rigidità della fibromialgia. Visite regolari a un fisioterapista accreditato possono aumentare la fiducia in te stesso con l'esercizio fisico, aiutarti a rilassare i muscoli tesi e insegnarti di più sul tuo corpo e sul movimento. Inoltre, la fisioterapia può permetterti di acquisire una "nuova" memoria muscolare, e i cambiamenti neuroendocrini aiutano il recupero dei muscoli.

Il tuo fisioterapista ti mostrerà il modo corretto di distendere i muscoli doloranti, così da ottenere un sollievo ottimale. Inoltre, il ricorso all'idroterapia (calore umido o impacchi di ghiaccio) abbinata alla fisioterapia può alleviare ulteriormente il dolore.

La fisioterapia può permetterti di riprendere il controllo della tua malattia. Questo perché puoi concentrarti sui cambiamenti del tuo stile di vita piuttosto che sulle tue disfunzioni croniche. Una postura corretta, che il tuo fisioterapista ti aiuterà ad ottenere, ti permetterà di avere una funzionalità muscolare efficiente. In questo modo, potrai evitare affaticamento e dolore eccessivi.

I trattamenti alternativi possono aiutare la fibromialgia?

Essendo il dolore causato dalla fibromialgia davvero debilitante, ci si potrebbe chiedere quale sia l'efficacia dei trattamenti alternativi pensati per alleviare il disagio. Alcune persone che patiscono il dolore cronico dovuto alla fibromialgia trovano un buon sollievo con alcuni trattamenti alternativi, tra cui:

- **Agopuntura.** Alcuni risultati dimostrano che l'agopuntura può alterare la chimica del cervello e contribuire ad aumentare la tolleranza al dolore.
- **Chiropratica.** La chiropratica può migliorare i livelli di dolore, alleviare il dolore lombare e aumentare gli intervalli di movimento cervicale e lombare.
- **Massaggio.** Il massaggio può stimolare la circolazione e rilasciare la tensione muscolare cronica.
- **Biofeedback.** Utilizzando l'elettronica per misurare le risposte legate allo stress nel corpo, il biofeedback aiuta alcune persone a controllare la risposta allo stress e allevia il dolore cronico, secondo i National Institutes of Health.
- **Meditazione.** Gli studi dimostrano che la meditazione produce onde cerebrali coerenti con la serenità e la felicità, che possono aiutare ad alleviare l'ansia.
- **Tai Chi e qi gong.** Si tratta di due pratiche cinesi che, in alcuni pazienti, si sono rivelate utili per alleviare alcuni sintomi della fibromialgia, tra cui dolore, disturbi del sonno e depressione.
- **Erboristeria e integratori alimentari.** Sebbene gli studi su integratori alimentari naturali e fibromialgia siano limitati, alcuni pazienti hanno trovato sollievo con integratori alimentari naturali come 5-HTP, melatonina, alfa idrossi, L-carnitina, SAM-e, e probiotici. Molti di questi hanno interazioni farmacologiche, quindi sono da evitare in caso di prescrizione medica o altri integratori. Alcuni quindi, potrebbero non essere sicuri per te se hai altri problemi di salute.

Inoltre, le persone con fibromialgia spesso si chiedono se la marijuana medica, che può essere prescritta dai medici in alcuni Stati, possa aiutare il loro dolore cronico e la stanchezza. Sebbene la marijuana medica non curi malattie come la fibromialgia, alcuni esperti del dolore ritengono che possa funzionare contro il dolore. Può inoltre aiutare le persone a dormire meglio e migliorare l'umore. Altri specialisti del dolore però non trovano alcun ruolo per la marijuana medica nella gestione del dolore ed esprimono la preoccupazione che le persone non sappiano cosa stanno acquistando quando la comprano".

Parla con il tuo medico prima di provare qualsiasi trattamento alternativo o complementare.

Quali sono le prospettive a lungo termine per le persone con fibromialgia?

Come in molte altre condizioni, le persone affette da fibromialgia hanno spesso giornate belle e giornate brutte. Con un trattamento per la fibromialgia adeguato, che comprenda l'esercizio fisico regolare, la maggior parte delle persone ha un buon sollievo dai sintomi. Tuttavia, in genere il dolore ritorna, soprattutto quando la vita si fa stressante. Con il tempo, imparerai cosa ti aiuta a superare questi episodi dolorosi e come aiutarti a prevenirli.

Le persone che continuano a rimanere attive sia socialmente che fisicamente, nonostante il loro dolore, spesso finiscono per migliorare.

Dieta della fibromialgia
Mangiare per alleviare i sintomi

Cos'è la fibromialgia?

La fibromialgia è una condizione che causa dolore, affaticamento e tender points in tutto il corpo. Può essere difficile da diagnosticare perché molti dei suoi sintomi sono simili a quelli di altre patologie. Può anche essere difficile da trattare. Ecco perché è importante parlare con un medico che abbia esperienza nel trattamento della fibromialgia.

Si stima che circa 5 milioni di adulti americani - la maggior parte dei quali donne - soffrano di fibromialgia, secondo i National Institutes of Health (NIH).

Mirare ad una dieta completa

Seguire una dieta equilibrata è una buona idea per chiunque, indipendentemente dalla presenza di fibromialgia. Questa dieta dovrebbe includere frutta e verdura fresca, cereali integrali, grassi sani, latticini a basso contenuto di grassi e proteine magre, come il pollo o il pesce. Evita i cibi poco sani, compresi quelli trasformati o fritti, e le quantità eccessive di grassi saturi. Inoltre, limita la quantità di sale e zucchero nella tua dieta.

Mangiare per avere energia

La fibromialgia può farti sentire stanco e sfinito. Mangiare certi cibi può però darti più energia. Evita i dolci, che ti daranno solo un veloce aumento di zuccheri. Il tuo corpo li brucerà velocemente e poi crollerai. Mangia invece cibi che ti diano più energia per affrontare la giornata. Combina le proteine o i grassi con i carboidrati per rallentarne l'assorbimento. Scegli cibi freschi, integrali, ad alto contenuto di fibre e a basso contenuto di zuccheri aggiunti, come ad esempio:

- mandorle e altre noci e semi

- broccoli

- fagioli

- tofu

- farina d'avena

- verdure a foglia verde scuro

- avocado

Diventare vegetariani

Alcuni studi si sono focalizzati sull'osservare come il consumo di alcune diete influisca sulla fibromialgia. Ci sono prove che risalgono addirittura al 2000 che seguire una dieta vegetariana o vegana, che è ad alto contenuto di antiossidanti vegetali, potrebbe agevolare un certo sollievo dai sintomi. Uno studio in BMC Complementary and Alternative Medicine ha scoperto che le persone che avevano seguito una dieta vegetariana per lo più cruda provavano meno dolore. Tuttavia, questo tipo di dieta è molto restrittiva, e non è adatta a tutti. Leggi la nostra guida definitiva per seguire una dieta vegana.

Evitare gli alimenti che provocano sintomi

Sebbene non esista un'unica "dieta per la fibromialgia", la ricerca ha rivelato che alcuni ingredienti o tipi di alimenti possono essere problematici per chi soffre di fibromialgia. Questi includono:

- FODMAP
- alimenti contenenti glutine
- additivi alimentari o prodotti chimici per alimenti
- eccitotossine, come il glutammato monosodico

Alcune persone confermano di sentirsi meglio quando mangiano - o evitano - certi tipi di alimenti. Potrebbe essere necessario tenere un diario alimentare per scoprire quali alimenti sembrano scatenare o al contrario migliorare i sintomi. Continua a leggere per conoscere gli alimenti che possono influire negativamente sui tuoi sintomi.

FODMAP

Oligosaccaride fermentabile, disaccaride, monosaccaride e polioli (FODMAP) sono alcuni dei carboidrati fermentati dai batteri intestinali nel tratto digestivo e possono favorire i sintomi in alcune persone. Un recente studio ha scoperto che alcune persone con fibromialgia sono riuscite ad alleviare i sintomi e la qualità della vita e perso persino peso, seguendo una dieta a basso contenuto di FODMAP.

Sensibilità al glutine

Uno studio del 2014 ha rilevato che la sensibilità al glutine non celiaca può essere una delle cause alla base della fibromialgia. I pazienti affetti da fibromialgia risultati negativi alla celiachia hanno riportato miglioramenti significativi nel dolore e/o miglioramenti nella qualità della vita seguendo una dieta senza glutine.

Eccitotossine e additivi alimentari

Nel 2016, la rivista Pain Management ha riferito che l'eliminazione, per un mese, di aspartame, glutammato monosodico (MSG) e proteine alterate - come quelle che si trovano negli isolati proteici e nelle proteine idrolizzate - ha portato a un significativo miglioramento dei sintomi del dolore. Quando i pazienti hanno reinserito queste sostanze nella loro dieta, i loro sintomi sono tornati o sono peggiorati.

PESO SANO

Mantenere un peso sano

Un altro dei vantaggi di una dieta sana è che può aiutare a mantenere il peso sotto controllo. Uno studio sulla rivista Clinical Rheumatology ha dimostrato che le persone con fibromialgia che sono anche obese godono di una migliore qualità di vita una volta perso peso. Accusano infatti meno dolore e depressione, meno punti dolenti e dormono meglio dopo aver tolto qualche chilo. Questo studio ritiene che la perdita di peso possa essere una parte importante nel trattamento della fibromialgia.

Rimedi erboristici per la fibromialgia

Alcune persone provano rimedi a base di erbe e integratori alimentari per alleviare i sintomi della fibromialgia. Non c'è molta ricerca che dimostri che questi integratori funzionano veramente. I pochi studi fatti non hanno accertato un incisivo miglioramento nei sintomi grazie agli integratori naturali.

I ricercatori stanno valutando una possibile connessione tra i sintomi della fibromialgia e il basso contenuto di magnesio, poiché un basso livello di magnesio nel sangue (tra gli altri minerali) pare sia un fattore comune. Sebbene siano necessarie ulteriori ricerche, si può comunque godere di un bagno con i Sali di Epsom alcune volte a settimana e mangiare cibi ricchi di magnesio per migliorarne i livelli.

7 Rimedi naturali per la fibromialgia

Le terapie standard possono essere impiegate o ignorate

Le terapie standard per la fibromialgia includono antidolorifici, antidepressivi e farmaci antiepilettici. Questi possono aiutare a ridurre sintomi come dolore, stanchezza e insonnia.

Per alcune persone, però, questi farmaci potrebbero non essere la soluzione ideale. Un rapporto di ricerca della Fondazione Jesse e Julie Rasch ha dichiarato che a volte i trattamenti farmacologici sono inefficaci. Possono persino causare effetti collaterali che li rendono difficili da utilizzare.

Gli autori dello studio hanno concluso che l'approccio migliore è quello di combinare le terapie farmacologiche con altri tipi di trattamenti non farmacologici o "complementari". Ecco alcune delle possibilità.

Trattamento naturale #1: Yoga

Diversi studi ritengono che lo yoga possa aiutare ad alleviare i sintomi della fibromialgia. I ricercatori della rivista Pain hanno rilevato come lo yoga sia legato a livelli più bassi di dolore da fibromialgia tra i partecipanti.

Un altro studio pubblicato sul Journal of Pain Research ha evidenziato risultati analoghi. Le donne con fibromialgia che hanno seguito una lezione di yoga di 75 minuti due volte a settimana per otto settimane hanno riferito di provare meno dolore al termine dello studio. Avevano anche livelli più bassi di cortisolo, l'ormone dello stress, nel sangue.

Trattamento naturale #2: Meditazione

La meditazione può cambiare il modo in cui il cervello elabora i segnali del dolore? Il reumatologo australiano Dr. Daniel Lewis la pensa così. Il medico ritiene che la meditazione possa cambiare il modo in cui il tuo cervello funziona, aiutando ad alleviare i sintomi della fibromialgia.

Anche una ricerca pubblicata su Current Pain and Headache Reports ha dimostrato che la meditazione può alleviare il dolore correlato alla fibromialgia. Può aiutare a calmare la mente e ad alleviare il corpo, favorendo il riposo profondo e il rilassamento. A sua volta, questo può aiutare il corpo ad auto-guarirsi.

Trattamento naturale #3: 5-HTP

Il 5-idrossitriptofano (5-HTP) è un amminoacido naturale. Aiuta il corpo a produrre serotonina. Questo prodotto chimico aiuta a regolare il tuo umore.

Secondo una recensione pubblicata su Rheumatology International, alcuni studi affermano che il 5-HTP può aiutare a migliorare i sintomi della fibromialgia. Può aiutare ad alleviare il dolore, la rigidità mattutina, la fatica e l'ansia. Sono necessarie ulteriori ricerche, ma gli scienziati ritengono che funzioni in modo simile agli antidepressivi.

Trattamento naturale #4: SAMe

La S-Adenosil metionina (SAMe) è una molecola che il tuo corpo produce naturalmente. È disponibile anche come integratore alimentare.

La SAMe può aiutare ad alleviare alcuni sintomi della fibromialgia, riferiscono i ricercatori specializzati in reumatologia. Ad esempio, può aiutare ad alleviare il dolore, la rigidità mattutina e la fatica. I partecipanti alla ricerca hanno anche riportato alcuni lievi effetti collaterali, come mal di stomaco e vertigini.

Trattamento naturale #5: Agopuntura

L'agopuntura è un'antica forma di medicina tradizionale cinese. Aghi molto sottili vengono inseriti nella pelle in diversi punti del corpo. Viene usata per trattare una varietà di condizioni.

Un articolo pubblicato nel Cochrane Database of Systematic Reviews indica che l'agopuntura può essere d'aiuto nel trattamento della fibromialgia. Gli autori hanno esaminato nove studi per un totale di 395 partecipanti. Hanno trovato alcune prove che indicano che l'agopuntura può effettivamente aiutare a migliorare il dolore e la rigidità.

Trattamento naturale #6: Tai chi

Il tai chi è un'antica pratica cinese. Consiste nel muovere il corpo lentamente e delicatamente seguendo una serie di posizioni. Ha mostrato un certo potenziale per la riduzione dei sintomi della fibromialgia.

Uno studio riportato dal New England Journal of Medicine ha evidenziato risultati promettenti. I partecipanti con fibromialgia hanno preso parte a lezioni di tai chi di 60 minuti o a lezioni di educazione al benessere e stretching. Hanno frequentato queste lezioni due volte a settimana per 12 settimane. Coloro che hanno fatto tai chi hanno manifestato miglioramenti nel dolore, nella qualità del sonno, nella depressione e nella qualità della vita. I benefici erano ancora evidenti 24 settimane dopo.

Trattamento naturale #7: Terapia linfodrenante manuale

La terapia linfodrenante manuale (MLDT) è un tipo di massaggio. Aiuta a muovere il fluido linfatico attraverso il corpo. Il sistema linfatico aiuta a liberare il corpo da scorie e tossine.

Nella ricerca riportata dal Journal of Manipulative and Physiological Therapies, gli scienziati hanno testato la MLDT su un gruppo di donne con fibromialgia. Hanno praticato la MLDT cinque volte a settimana per tre settimane. A quanto pare si è rivelata più efficace del massaggio regolare, per ridurre la stanchezza e l'ansia mattutina. Sia nel caso della MLDT che del massaggio regolare, è stato evidenziato un legame con la riduzione del dolore e il miglioramento della qualità della vita.

Non rinunciare alla ricerca di sollievo

La ricerca sulla fibromialgia è ancora nella sua fase iniziale. Gli esperti fanno nuove scoperte e progressi continuamente. Alcune terapie complementari si sono dimostrate promettenti per alleviare i sintomi di questa malattia.

Se i farmaci standard non ti danno il sollievo di cui hai bisogno, parla con il tuo medico delle terapie complementari. Le terapie composte da massaggi, yoga, meditazione o altre opzioni possono aiutarti a sentirti meglio. Il tuo medico può aiutarti a comprendere i potenziali benefici e i rischi di aggiungere questi trattamenti al tuo piano terapeutico.

Tutti i rimedi naturali disponibili finora

La prima cosa che colpisce chiunque si interessi all'uso della medicina alternativa per la fibromialgia è che non solo bisogna usare questi farmaci, ma bisogna anche modificare la propria dieta e fare esercizi e provare il massaggio terapeutico. Solo allora potrai aspettarti di ottenere risultati utili. Inoltre, devi anche pensare di provare le tecniche di rilassamento e dovresti anche prendere in considerazione l'idea di sottoporti a un trattamento chiropratico.

Si dovrebbe cercare di utilizzare tutte le diverse terapie disponibili per migliorare gli effetti della medicina alternativa per la fibromialgia. Sembra che la fibromialgia colpisca circa cinque o sei milioni di americani e che la maggior parte dei pazienti sia di sesso femminile.

Quando si tratta di scegliere farmaci alternativi per la fibromialgia sarà bene prendere degli integratori alimentari, una scelta fantastica, perché sono molto utili per alleviare la fatica e il dolore, sintomi comuni tra le persone che soffrono di fibromialgia.

L'antica saggezza dei rimedi naturali ha origine

dall'inizio dei tempi. Gli sciamani, i guaritori e gli stregoni non hanno mai guardato alla persona come a un insieme di parti, ma come a un sistema unico, trattandola quindi nella sua interezza.

Quando ti guardi allo specchio puoi vedere solo il tuo corpo, ma in realtà sei molto di più.

Tu sei il tuo corpo, il tuo corpo emotivo e il tuo corpo spirituale.

E questo è ciò su cui si concentra il naturopata quando una persona richiede un trattamento.

Oggi, che ci sentiamo sempre più lontani da noi stessi, sorprendentemente siamo molto più orientati verso la ricerca di rimedi naturali.

È come se ci fosse qualcosa, nel nostro cuore e nella nostra intuizione, che ci dice che ciò che cerchiamo è nascosto e deve ancora essere scoperto nell'antica saggezza dei rimedi naturali.

E che c'è qualcosa che è molto più vicino alla nostra vera natura.

Il fatto è che la medicina convenzionale propone molte soluzioni diverse, ma quando la si guarda da vicino fondamentalmente si riduce al trattamento dei sintomi, senza suggerire una minima cura per la fibromialgia.

Fortunatamente, con oltre 5.000 anni di conoscenza e di successi nella guarigione di vari disturbi, si intravede la speranza di trovare modi più intelligenti e più umani per trattare la fibromialgia.

La medicina alternativa è anche conosciuta come medicina complementare e, come suggerisce la parola stessa, è complementare ad altri trattamenti.

I rimedi naturali a base di piante non sono la soluzione completa e dovrebbero essere presi come un aiuto, appunto, complementare.

Dovresti anche assicurarti di consultare il tuo medico in caso di cambiamenti nella tua dieta o nei rimedi naturali che stai assumendo, per essere tranquillo.

Quando una persona sceglie di optare per la medicina olistica per trattare la fibromialgia, deve credere nel profondo della sua mente che deve sforzarsi di raggiungere un giusto equilibrio in tutti i diversi aspetti della sua vita, compresi quelli nutrizionali, fisici ed emotivi, oltre che ambientali, ma anche sociali e persino spirituali.

Tuttavia, l'uso della medicina olistica per la

fibromialgia non implica in alcun modo di dover rinunciare all'uso di farmaci convenzionali e non significa nemmeno non utilizzare terapie alternative o addirittura complementari. Infatti, l'obiettivo primario dell'utilizzo della medicina olistica per la fibromialgia è quello di prevenire la malattia piuttosto che eliminarne i sintomi superficiali.

Di seguito sono riportati alcuni esempi che ti daranno un'idea delle diverse soluzioni che potrebbero tranquillamente alleviare il dolore e i molti altri sintomi che si presentano con la FBS:

Il magnesio è una buona scelta per quanto riguarda la medicina alternativa efficace per la fibromialgia, poiché agisce rilassando i muscoli, e il minerale previene anche l'insorgenza di spasmi muscolari.

Le erbe possono essere utilizzate in qualsiasi medicina alternativa per la fibromialgia e tra le migliori si dovrebbe considerare l'utilizzo di **ginkgo biloba** che ha proprietà antiossidanti che aiutano a migliorare il funzionamento del cervello. Aiuta anche il sangue a circolare in tutte le parti del corpo.

Lo zenzero è usato nella medicina alternativa per la fibromialgia principalmente perché ha proprietà antinfiammatorie che aiutano a controllare il dolore e il gonfiore.

La curcuma è un'erba che viene ampiamente utilizzata nel trattamento alternativo della fibromialgia perché fornisce maggiori proprietà antiossidanti che possono rivelarsi molto utili nella lotta contro i danni dei radicali liberi. Inoltre, la curcuma fornisce buone funzioni antinfiammatorie che aiutano ad alleviare il dolore e il gonfiore dei muscoli.

Anche la **foglia d'olivo** è un'erba che dovrebbe essere inclusa nel trattamento della fibromialgia, in quanto è molto efficace nel rafforzare il sistema immunitario e funziona molto bene anche nel trattamento della stanchezza. Inoltre, qualsiasi medicina alternativa per la fibromialgia che contenga la foglia d'olivo contribuirà a risollevare il tuo spirito e potrebbe anche aiutarti a sentirti meglio con te stesso.

In questo capitolo approfondiremo ogni sistema terapeutico, e ne spiegheremo i benefici nella gestione e nell'alleviamento del dolore che accompagna la tua condizione.

Agopuntura e agopressione

La terapia dell'agopuntura è usata per eliminare il dolore e trattare altri problemi di salute. Ha lo scopo di ripristinare l'equilibrio del corpo, contribuendo a migliorarne la funzionalità complessiva. Utilizza aghi sottili e metallici per stimolare punti determinati in tutto il corpo. Questi punti, chiamati agopunti o punti di agopuntura, corrispondono alle aree specifiche del corpo che causano problemi di salute. Gli aghi dell'agopuntura possono rimanere nel corpo fino a 20 minuti.

La terapia dell'agopressione è molto simile all'agopuntura, solo che non utilizza aghi per ripristinare l'equilibrio del corpo. Usa invece la pressione. Attraverso le dita, le nocche, i palmi delle mani, i gomiti o i piedi, un agopressurista applica la pressione a specifiche aree del corpo. Questa pressione viene mantenuta per un tempo compreso tra 3 e 10 secondi, fornendo sollievo dai sintomi e ripristinando la salute del corpo.

L'agopuntura e la digitopressione hanno effettivamente dimostrato di alleviare i sintomi del dolore causati dalla fibromialgia. In un recente studio condotto dalla Mayo Clinic, è stato dimostrato che il trattamento con l'agopuntura della fibromialgia riduce il dolore e la depressione. È stato anche dimostrato che l'agopuntura applicata alla fibromialgia aumenti l'energia e riduca la fatica. Secondo altri studi l'agopuntura rimane efficace fino a un mese dopo il trattamento.

Terapia craniosacrale

La terapia craniosacrale è una tecnica di trattamento alternativa molto simile all'osteopatia e alla fisioterapia. La terapia craniosacrale non è invasiva e utilizza palpazioni delicate sulla pelle per ripristinare la salute, ridurre il dolore e aumentare la resistenza alle malattie.

Non esistono ricerche approfondite sulla terapia craniosacrale nel trattamento della fibromialgia. Molti studi suggeriscono che la terapia craniosacrale è utile per le prime sedute. Tuttavia, la terapia craniosacrale è parecchio apprezzata da molti pazienti affetti da fibromialgia. Un'ampia percentuale di pazienti ha provato la terapia craniosacrale almeno una volta e l'ha trovata estremamente efficace nel ridurre i sintomi della sindrome fibromialgica. La terapia craniosacrale ha lo scopo di ridurre il dolore diffuso, ridurre il numero di cefalee croniche, aumentare la portata del movimento, diminuire la stanchezza cronica e migliorare l'umore.

Erbe per la fibromialgia

Gli integratori a base di erbe sono un modo non convenzionale di trattare le malattie e i sintomi del dolore e del disagio. Utilizzando erbe di origine naturale, bacche e cortecce, le persone possono ridurre i vari sintomi e anche curare alcune malattie.

Poiché la fibromialgia può causare così tanti sintomi diversi, esiste un'ampia varietà di rimedi erboristici che un paziente può utilizzare per curarli. Di seguito sono riportate alcune delle erbe più popolari usate per trattare i sintomi più comuni della fibromialgia.

Depressione:

Fino al 50% dei pazienti affetti da fibromialgia soffre di depressione. Un farmaco a base di erbe usato per anni per trattare la depressione è l'erba di San Giovanni. Aiuta ad alleviare la depressione inibendo i neurotrasmettitori, che influenzano l'umore. L'erba di San Giovanni aiuta anche ad alleviare lo stress e l'ansia. Tuttavia, l'erba di San Giovanni non dovrebbe mai essere presa con antidepressivi convenzionali.

Dolori muscolari e articolari:

Quasi il 100% dei pazienti affronta questi sintomi. Le bacche di ginepro e di Caienna sono spesso usate per aiutare a ridurre il dolore muscolare e l'infiammazione. La Caienna contiene capsaicina, che inibisce i neurotrasmettitori responsabili della comunicazione dei segnali di dolore. La Caienna è applicata topicamente, alle aree doloranti intorno al corpo e 3-4 bacche di ginepro vanno consumate circa un'ora prima di pranzo.

Carenza del sistema immunitario:

Si pensa che la fibromialgia possa essere il risultato di un disturbo del sistema immunitario. Se qualcuno soffre di fibromialgia, il suo sistema immunitario può essere compromesso, impedendogli di riparare i muscoli e i tessuti di cui ha bisogno. L'aglio, l'astralago e l'echinacea sono spesso usati per aiutare a stimolare la circolazione, permettendo all'ossigeno e alle sostanze nutritive di fluire in tutto il corpo. Questo aiuta a migliorare il sistema immunitario, e ridurre una grande varietà di sintomi.

Disturbi del sonno:

I disturbi del sonno affliggono molti uomini e donne che soffrono di fibromialgia, che sono quindi incapaci di godere di un sonno riposante. Questi disturbi del sonno possono contribuire al dolore e alla stanchezza. La radice di valeriana viene spesso usata per aiutare a ripristinare i modelli di sonno, mentre il ginseng è usato per aiutare a combattere la stanchezza causata dai disturbi del sonno.

Massaggio-terapia

Nella massaggio-terapia i muscoli e i tessuti molli vengono manipolati per alleviare lo stress, ridurre il dolore e aumentare la flessibilità. Di solito è fatto con le mani, ma esiste una gran varietà di tecniche diverse per fare un massaggio. Quelle più comuni sono l'accarezzamento, l'impastamento e la palpazione dei muscoli. A volte può essere utilizzato uno strumento, altre dispositivo speciale per aiutare ad alleviare la tensione dei muscoli tesi. Durante i massaggi si utilizzano anche terapie a caldo e a freddo per aumentare il flusso sanguigno e rilassare i muscoli.

Si ritiene che la massaggio-terapia in realtà aumenti la produzione di alcuni antidolorifici naturali, tra cui le endorfine, la serotonina e l'epinefrina. Questi ormoni lavorano per contrastare i segnali di dolore inviati dal cervello, e questo spiegherebbe perché il massaggio offre un così significativo sollievo dal dolore. I benefici della massaggio-terapia includono una maggiore circolazione sanguigna nei muscoli, cosa che permette una più rapida riparazione muscolare, una maggiore flessibilità, una maggiore portata di movimento, una diminuzione dello stress e della depressione, una riduzione del dolore, una riduzione della rigidità e un miglioramento del sonno.

Sono diversi i tipi di massaggi proposti da un massaggiatore. Alcuni dei più popolari sono:

Massaggio svedese

La tecnica di massaggio svedese è pensata per aumentare la quantità di ossigeno che viene distribuita ai muscoli. Questo processo aiuta ad espellere le tossine e a migliorare la flessibilità e la salute dei muscoli. Il massaggio svedese è caratterizzato da movimenti lunghi e scorrevoli, che comportano l'accarezzamento del corpo con i pollici, i polpastrelli e i palmi delle mani. Tuttavia, il massaggio svedese fa anche uso di tecniche di impastamento e palpazione, e utilizza le vibrazioni a beneficio del corpo.

Massaggio dei tessuti profondi

Il massaggio dei tessuti profondi è una terapia vigorosa utilizzata per sciogliere aree muscolari e tessuti induriti o rigidi. Prende di mira gli strati profondi dei muscoli e dei tendini, aiutando a sciogliere le tensioni e i dolori muscolari cronici. I colpi profondi e pressurizzati vengono di solito eseguiti lungo o attraverso i muscoli. Poiché il massaggio dei tessuti profondi utilizza colpi più lenti e profondi rispetto alla terapia del massaggio svedese, il paziente può sentire un po' di dolore subito dopo il trattamento. Tuttavia, questo dolore scompare nel giro di un giorno o poco più.

Rilascio miofasciale

Le tecniche di rilascio miofasciale aiutano ad alleviare la rigidità e la tensione delle guaine di tessuto connettivale, causata dal dolore miofasciale. La guaina connettivale è un sottile strato di tessuto che ricopre tutti i muscoli e gli organi. Nella fibromialgia, a volte la guaina può diventare estremamente corta e tesa, con conseguente dolore. La terapia di rilascio miofasciale utilizza tecniche di stretching per alleviare questo dolore.

Terapia dei trigger points

La terapia dei trigger points è una terapia tattile che viene utilizzata per eliminare i trigger points. A volte viene chiamata anche myotherapy. Durante la terapia, l'operatore esercita una pressione sui punti trigger utilizzando le dita, le nocche o i gomiti. Questa pressione viene mantenuta per circa 10 secondi e poi rilasciata. La pressione viene poi riapplicata per altri 30 secondi. Dopo il trattamento, i muscoli vengono allungati e distesi per aumentarne la flessibilità.

Anche se la terapia di agopressione e la terapia dei trigger points possono sembrare simili, in realtà operano su diverse parti del corpo. L'agopressione si concentra su specifici percorsi energetici nel corpo. Le aree bloccate vengono palpate per ripristinarne il flusso di energia. Il paziente non può sentire questi blocchi sotto la pelle. La terapia del punto di attivazione, tuttavia, funziona su nodi palpabili nei muscoli che non sono correlati ai percorsi energetici.

La terapia dei trigger points può essere altamente benefica per i pazienti affetti da fibromialgia.

La terapia dei trigger points è benefica per i pazienti con fibromialgia, perché si impiega per eliminare i punti deboli e i sintomi che causano. La terapia dei trigger points può ridurre la rigidità muscolare, aumentare la portata del movimento, aumentare la flessibilità, migliorare la circolazione, permettendo al corpo di guarire, e alleviare la depressione e l'ansia.

Ipnosi

L'ipnosi è una tecnica non invasiva che incoraggia la persona a raggiungere livelli di concentrazione e sensazione più elevati. Le persone che praticano l'ipnosi sono convinte che la mente abbia due componenti principali: la mente cosciente e la mente inconscia. Attraverso il rilassamento e la suggestione, gli individui sono in grado di accedere alla loro mente subconscia e fermare così comportamenti o pensieri che possono contribuire al dolore o ad altri sintomi spiacevoli.

Ci sono due tipologie principali per quanto riguarda le tecniche di ipnosi:

1. **Ipnosi eseguita da un Ipnotista clinico**: Questo tipo di ipnosi viene eseguita in ufficio da un professionista autorizzato. L'ipnotista spiegherà cos'è l'ipnosi e come funziona per ridurre il dolore. Poi introdurrà il paziente all'ipnosi attraverso una serie di esercizi di rilassamento. Una volta che il paziente si troverà in uno stato ipnotico, l'ipnotista gli darà dei suggerimenti su come modificare i suoi pensieri o il suo comportamento per ridurre al minimo i sintomi.

2. **Autoipnosi**: L'autoipnosi è un tipo di ipnosi che può essere eseguita dai pazienti stessi a casa loro. L'autoipnosi può essere appresa da un ipnotista clinico o da uno dei numerosi libri disponibili sull'argomento. Le tecniche di autoipnosi possono essere indispensabili per chi soffre di fibromialgia. L'autoipnosi è solitamente utilizzata come forma di rilassamento o di meditazione.

Molti malati di fibromialgia attribuiscono la riduzione dei sintomi al potere dell'ipnosi. Chi soffre di fibromialgia spesso usa l'ipnosi come un modo per limitare i sintomi del dolore e aumentare il livello di energia e di comfort. Uno studio condotto dal NIH ha dimostrato che i soggetti affetti da fibromialgia sottoposti a ipnosi hanno riportato l'80% in meno di sintomi dolorosi rispetto a quelli che non hanno ricevuto alcun trattamento di ipnosi. Altri benefici dell'ipnosi sono: la diminuzione del dolore muscolare, la diminuzione della stanchezza mattutina, la diminuzione delle difficoltà di sonno e l'aumento del rilassamento.

Terapia di rilassamento

La terapia di rilassamento aiuta a fornire alla persona un rilassamento fisico, emotivo e spirituale. In realtà coinvolge numerose tecniche che riducono lo stress e la stanchezza e lavorano per rinvigorire la mente e il corpo. La maggior parte delle tecniche di rilassamento prevede l'uso congiunto del corpo e della mente; spesso associano la concentrazione a specifici movimenti corporei o esercizi di respirazione per ottenere un rilassamento profondo.

Esistono due classi principali di terapia di rilassamento:

Terapia di rilassamento breve: le terapie di rilassamento breve richiedono meno tempo e abilità per essere eseguite e comprendono: rilassamento autocontrollato, respirazione profonda e rilassamento a ritmo sostenuto.

Terapia di rilassamento profondo: le terapie di rilassamento profondo richiedono più tempo per imparare ad essere eseguite, ma possono fornire un senso di rilassamento più intenso. Queste terapie includono: meditazione, rilassamento muscolare progressivo e allenamento autogeno.

Tecniche di rilassamento

C'è una grande varietà di tecniche diverse che

possono essere utilizzate per aiutare a promuovere il rilassamento.

Respiro profondo

Le tecniche di respirazione profonda richiedono che una persona si concentri sull'inspirazione e sull'espirazione. Questo può essere fatto stando seduti o in piedi comodamente e ponendo le mani saldamente sulla pancia e poi inspirando lentamente attraverso il naso. Quando una persona inspira, il suo stomaco comincia ad espandersi verso l'esterno - questo è un segno che sta inalando più ossigeno possibile. Ripetere per 10 minuti, tre o quattro volte al giorno è fondamentale.

Meditazione

La meditazione è una tecnica che aiuta a rilassare il corpo e a calmare la mente allo stesso tempo. La meditazione utilizza la concentrazione focalizzata sul raggiungimento del rilassamento. Chi soffre di fibromialgia può liberare la mente e raggiungere il completo rilassamento sia ripetendo una parola o un suono, sia concentrandosi sulla respirazione. Ci si concentra sull'inspirazione e sull'espirazione o sulla ripetizione di una parola speciale. Questo procedimento continua per circa 20 minuti.

Yoga

Lo yoga è una pratica sia fisica che mentale che può aiutare i pazienti a raggiungere il completo rilassamento. È un allenamento a basso impatto, che si concentra sullo stretching e sul rilassamento di tutti i principali gruppi muscolari del corpo. Questo rende lo yoga una scelta eccellente per i pazienti affetti da fibromialgia, in quanto aiuta ad aumentare la massa muscolare e la forza. La terapia di rilassamento yoga insegna anche a controllare e monitorare la respirazione, permettendo alle persone di rilassarsi e di concentrarsi mentre completano l'allenamento.

Una semplice tecnica di rilassamento da provare oggi

1.   Trova un luogo tranquillo, dove sai che non ti disturberà nessuno. Qui cerca di fare dieci o venti minuti di meditazione indisturbata. Spegni tutti i telefoni e tutto ciò che potrebbe rivelarsi una distrazione.

2.   Ora, siediti comodamente e in silenzio. Mantieni la schiena in posizione con la colonna vertebrale allineata verticalmente.

Ricordati che la postura è fondamentale.

3.   Concentrati su quello che stai facendo
adesso. Che vuol dire non accettare distrazioni in
questo momento. Fai in modo di non essere
interrotto da qualcosa che accade nel mondo che
ti circonda. Soprattutto, togli dalla stanza o dalla
tua vista tutto ciò che potrebbe trasformarsi in
una distrazione. Impegnati nella meditazione.

4.   Scegli una parola che si adatti al tuo
sistema di credenze naturali. Per esempio, usa
"amore", "pace" o altre parole. Se sei religioso,
scegli una parte di una frase breve che
rappresenti ciò in cui credi. "Alleluia" o "Om"
potrebbero essere delle buone scelte. Chiudi gli
occhi una volta scelta la parola giusta. Chiudere
gli occhi aiuta a rilassarsi.

5.   Ora ci concentreremo sul corpo e rilasseremo
ciascuno dei suoi muscoli. Comincia con le dita
dei piedi. Pensa con consapevolezza, che le dita
dei piedi dovrebbero rilassarsi. Poi, sposta
l'attenzione verso i piedi, le gambe e così via.

L'obiettivo è permettere a ciascuno dei tuoi muscoli di rilassarsi. Assicurati di includere il collo, la mascella, il bacino, la schiena, le braccia, le dita e le mani e le spalle. In questo modo, sentirai la tensione lasciare il tuo corpo.

6.   Continua a respirare a lungo e profondamente e ripeti la tua parola di meditazione più e più volte. Inspira, ripeti la tua parola, espira ed espira e ripeti. Non è necessario dire la parola ad alta voce, basta pronunciarla mentalmente.

7.   Usa l'atteggiamento passivo di cui abbiamo parlato. Se ti viene in mente qualche pensiero mentre sei seduto, rilassandoti, lascialo uscire semplicemente dicendoti "oh bene". La maggior parte delle persone avrà problemi all'inizio, quindi non preoccuparti di come stai andando. Lascia andare quelle parole al meglio che puoi. Continua anche a ripetere la tua parola di meditazione.

8.   Continua così per almeno dieci minuti

e cerca di arrivare a venti. Non usare
nessuna sveglia, apri gli occhi un momento
per controllare.

9.   Siediti e rilassati per alcuni minuti una volta
uscito dalla meditazione. Tieni gli occhi chiusi
per un paio di minuti prima di aprirli. Non
alzarti ancora. Concediti il tempo di tornare alla
realtà prima di farlo.

Dovresti provare a fare questa semplice
meditazione almeno una volta al giorno, ma
due o più volte al giorno potrebbero avere
davvero un effetto positivo sul tuo stress
quotidiano. Molte persone trovano che questa
semplice meditazione funzioni bene prima di
iniziare la giornata, quando sono
completamente riposate e prima di aver fatto
colazione.

Quando avrai praticato questo tipo di
mediazione per diversi giorni o anche più a
lungo, dovresti poter cogliere i benefici della
meditazione e ciò che questa può offrirti. Se non
ti senti diverso, forse non hai seguito ogni passo

in modo appropriato. Devi concentrarti sul tuo corpo e sul respiro e non sul fatto che la meditazione possa funzionare o meno.

Ci sono molti altri tipi di mediazione che possono essere facilmente utilizzati proprio come con la meditazione semplice. Qui parleremo di diverse altre opzioni che possono soddisfare le tue esigenze. Devi solo sceglierne una.

Dopo aver imparato le basi della meditazione puoi iniziare a sperimentare altri metodi a volte più complicati.

Meditazione Camminata

Un altro tipo di meditazione che puoi facilmente incorporare nel tuo stile di vita quotidiano è la Meditazione Camminata. Il procedimento sembra molto più semplice di quanto non sia, ma vale la pena provare, perché può permetterti di affrontare una nuovo stile di vita illuminato, non importa dove ti trovi.

La meditazione camminata richiede pratica, quindi pianifica di dargli qualche possibilità prima di additarla come qualcosa che per te non funziona.

Ecco come funziona la meditazione camminata.

Inizia a prestare attenzione al tuo corpo mentre cammini. Dovresti prendere nota di come ti senti, non solo camminando, ma anche di come influisce su ogni parte del tuo corpo. Dovresti sentire il terreno che impatta la pianta del tuo piede. Dovresti sentire i muscoli delle gambe e della schiena che si stringono ad ogni passo che fai. Fai attenzione a queste cose.

Concentra la tua attenzione, ora, su ciascuno dei tuoi piedi. Inizia con un solo piede. Appena tocca terra, fai attenzione. Senti il movimento verso l'alto e verso il basso di ogni piede singolarmente, fai caso a come si sente. Continua a farlo più e più volte fino a quando non diventa quasi un mantra da ripetere a te stesso.

Se la tua mente comincia a vagare, sforzati di concentrarti di nuovo sui tuoi movimenti. I tuoi occhi dovrebbero guardare davanti a te, senza guardare niente in particolare. Non concentrarti su nient'altro. Questo ti aiuterà a portare la tua meditazione al livello successivo.

Perché si dovrebbe usare la meditazione camminata? È semplice. Quando è stata l'ultima volta che hai prestato attenzione alla parte dei movimenti della camminata?

Di solito pensi alle innumerevoli cose che devi fare, a dove stai andando e a chi ti sta parlando, ma non ai movimenti del camminare, che possono offrirti invece un alto livello di relax quando ti concentri.

Concentrandoti sulla camminata stessa, puoi sperimentare meglio il rilassamento e i movimenti della camminata. Attraverso questo, puoi entrare in una nuova consapevolezza del mondo che ti circonda e del tuo corpo.

Coppettazione

La coppettazione utilizza coppette di vetro

applicate sulla pelle per aiutare ad alleviare il dolore, eliminare le tossine e ripristinare il flusso di sangue sano al corpo. Utilizzando il calore o una pompa di aspirazione, si crea un vuoto all'interno di ogni coppetta di vetro. Queste coppette vengono poi posizionate su vari punti di agopuntura in tutto il corpo e lasciate per circa dieci minuti.

Ci sono due tipi principali di coppettazione:

•   Coppettazione stazionaria: durante la coppettazione stazionaria, ogni coppetta di vetro viene lasciata in una posizione sulla pelle. Le coppette non vengono spostate.

•   Massaggio con coppettazione: durante il massaggio con coppettazione, le coppette di vetro vengono spostate sulla pelle con una tecnica simile al massaggio.

Indipendentemente dai sintomi del dolore o della rigidità muscolare, la coppettazione è un'ottima terapia. Fornisce numerosi benefici, tra cui il miglioramento della circolazione e del flusso sanguigno, il rilascio di tossine e una più rapida guarigione di muscoli, legamenti e tendini.

Funziona anche per ridurre il dolore e alleggerire muscoli e tessuti irrigiditi. La terapia della coppettazione è particolarmente benefica per le persone che soffrono di fibromialgia. Si tratta di un tipo di trattamento non irritante. Non aggrava il dolore muscolare in ogni caso, né aggrava i sintomi della fibromialgia. È particolarmente adatta per ridurre i trigger points, aumentando la flessibilità muscolare e la portata del movimento, e può aiutare a diminuire l'ansia e la depressione.

Terapia della luce

La terapia della luce è una terapia alternativa utilizzata per aiutare ad alleviare una varietà di malattie fisiche, che vanno dal dolore cronico alla depressione. Conosciuta anche come fototerapia, la terapia della luce proietta fasci di luce a varie aree del corpo al fine di innescare il rilascio di ormoni e quindi la guarigione. Praticata da medici, fisioterapisti e psicologi, la terapia della luce utilizza moduli chiari, colorati e a bassa luminosità per ottenere benessere.

Ci sono tre diverse terapie della luce.

Terapia della Luce chiara

La terapia della luce chiara è la forma più comunemente usata di terapia della luce. L'idea alla base della terapia è che il nostro corpo sia direttamente in sintonia con la luce. Conosciuto come il ritmo circadiano, il ciclo del sonno del nostro corpo, i livelli di energia e l'umore sono tutti governati da cambiamenti nella luce naturale. La terapia della luce chiara usa le luci fluorescenti ad alta potenza per innescare il rilascio degli ormoni specifici che contribuiranno a ristabilire il ritmo circadiano naturale del corpo e la salute generale.

La terapia con luce chiara è generalmente eseguita utilizzando una scatola di luce. Si tratta di una piccola scatola contenente decine di lampadine ad ampio spettro, o bianche. Questa scatola leggera è disposta davanti al paziente, solitamente su un tavolo all'altezza degli occhi. Il paziente rimane seduto davanti alla scatola per un periodo compreso tra 15 minuti e tre ore. Durante questo tempo non fissa la scatola della terapia della luce, ma assorbe la luce mentre legge, mangia o si dedica ad altre attività del tempo libero.

Terapia della luce colorata

Questa forma di fototerapia fornisce fasci di luce colorata a varie parti del corpo. Quando gli occhi vedono questa luce colorata, l'energia luminosa viene convertita in impulsi elettrici. Questi impulsi viaggiano attraverso il cervello, innescando il rilascio di particolari ormoni, tra cui la serotonina e le endorfine. Questo aiuta a migliorare l'umore e ad alleviare il dolore.

La terapia del colore utilizza tipicamente quattro colori principali: rosso, blu, viola e bianco. Questi colori possono essere applicati direttamente su alcune parti del corpo, oppure possono essere filtrati dai raggi UV e diretti negli occhi. La terapia della luce colorata è molto rilassante e dura tipicamente tra i 15 minuti e un'ora.

Terapia laser a bassa luminosità (LLLT)

La terapia con luce laser a bassa luminosità comporta l'applicazione di raggi laser a bassa frequenza a varie aree indolenzite del corpo. Conosciuta anche come terapia con luce fredda e terapia con luce laser morbida, questa terapia utilizza laser a basso livello che non producono calore e quindi non causano danni alla pelle o ai tessuti e agli organi sottostanti.

La terapia con la luce laser a bassa intensità aiuta a ridurre il dolore e a favorire la guarigione aumentando i livelli di energia di alcune cellule del corpo. La luce laser a basso livello emette fotoni che vengono assorbiti dalle cellule del corpo. Questi fotoni sono convertiti in energia cellulare dai mitocondri (centrali energetiche) all'interno delle cellule. Questo aiuta ad aumentare il tasso di guarigione del corpo, eliminando il dolore.

La terapia con luce laser a bassa intensità viene generalmente effettuata su specifiche aree del corpo (aree dolorose o punti di agopuntura). Utilizzando una speciale bacchetta laser, il terapista del paziente applicherà la luce laser a queste aree per circa 15-20 minuti. Il sollievo dal dolore di solito può essere sentito immediatamente.

Gli effetti collaterali causati dalla terapia della luce tendono ad essere minimi e temporanei. Gli effetti collaterali più comuni sono la sensibilità oculare e l'irritazione. Si può avvertire una leggera nausea all'inizio delle sedute di terapia della luce. Alcuni pazienti lamentano di sentirsi irrequieti o eccessivamente stimolati dalla terapia con la luce. Ridurre il tempo impiegato nella terapia leggera può contribuire ad eliminare questo senso di irrequietezza. Inoltre, la terapia della luce è generalmente sconsigliata a coloro che soffrono di:

- glaucoma, cataratta o altre malattie degli occhi
- epilessia
- sensibilità della pelle
- disturbo bipolare

Idroterapia

L'idroterapia utilizza l'acqua per aiutare a curare le malattie e a mantenere la salute. L'idroterapia fa uso di acqua in una varietà di forme diverse, tra cui vapore e ghiaccio, al fine di alleviare il dolore muscolare, aumentare la circolazione e migliorare la salute. Conosciuta anche come balneoterapia, l'idroterapia è praticata da idroterapisti autorizzati, fisioterapisti e naturopati.

Esistono numerosi tipi di idroterapia:

Crioterapia

La crioterapia usa cubetti di ghiaccio per aiutare a ridurre l'infiammazione, il gonfiore e il dolore. I cubetti di ghiaccio sono avvolti in un sacchetto di plastica o in un asciugamano e poi applicati alla parte del corpo interessata. L'impacco di ghiaccio viene poi tenuto sul corpo per 20 minuti. Questo viene ripetuto ogni due ore in un giorno.

Impacchi

Impacchi freddi, tiepidi e caldi possono essere usati per aiutare ad alleviare i dolori muscolari e articolari e per favorire la circolazione. Si usa un asciugamano imbevuto d'acqua, dopo aver strizzato il liquido in eccesso. L'asciugamano viene quindi posto sopra la parte del corpo interessata. Per aumentare il sollievo, possono essere sovrapposti l'uno sull'altro diversi asciugamani.

Bagni

I bagni sono il tipo di idroterapia più popolare. I bagni di acqua fredda o calda possono essere usati per aiutare a dare sollievo ai sintomi o per diminuire lo stress. Questi bagni sono spesso eseguiti in una vasca idromassaggio e possono comportare un'immersione parziale o completa. A questi bagni vengono spesso aggiunte erbe speciali per aiutare la guarigione.

L'idroterapia sembra essere particolarmente

efficace per chi soffre di fibromialgia. In particolare, le tecniche di idroterapia aiutano a:

- ridurre il dolore muscolare
- migliorare i disturbi del sonno
- aumentare la mobilità
- ridurre la rigidità

Sono stati eseguiti diversi studi focalizzati su pazienti affetti da fibromialgia e l'idroterapia. In uno di questi, i pazienti affetti da fibromialgia sono stati sottoposti a bagni idromassaggio terapeutici due volte a settimana per sei settimane. A conclusione dello studio, i pazienti coinvolti hanno mostrato una migliore funzionalità muscolare e articolare, ridotto i sintomi del dolore e migliorato la qualità del sonno.

Anche se benefica per molti, l'idroterapia non è adatta a tutti. Alcune persone possono aggravare lo stato di alcune malattie eseguendo l'idroterapia. Consulta un operatore sanitario prima di iniziare l'idroterapia, ed evita questi trattamenti se:

- sei incinta
- hai il diabete
- hai una grave osteoporosi
- hai un disturbo della circolazione
- hai un problema cardiaco

Aromaterapia

L'aromaterapia è la pratica che utilizza i profumi per trattare vari problemi psicologici e fisiologici. Consiste nell'inalare o applicare oli essenziali estratti da piante, semi, corteccia e fiori. Esistono oltre 150 oli essenziali diversi che possono essere utilizzati da soli o in combinazione tra loro, per aiutare a trattare diverse malattie e disturbi.

Si ritiene che l'aromaterapia funzioni stimolando il nostro olfatto. Gli esseri umani sono in grado di rilevare oltre 10.000 profumi diversi, e ogni odore fa sì che il nostro corpo risponda in modo leggermente diverso. Quando inspiriamo gli odori, il 15% di questa aria inalata va direttamente al cervello. Colpisce in modo specifico il sistema limbico del nostro cervello, che è responsabile del controllo dell'umore e delle emozioni. Una volta attivato dall'odore, il sistema limbico rilascia gli ormoni, facendoci provare un certo stato d'animo o un'emozione.

Ci sono oltre 150 oli aromaterapici. Si ritiene che alcuni profumi aiutino determinate condizioni. Questi oli possono essere:

- inalati direttamente dalla bottiglia
- applicati sulla pelle
- aggiunti a un bagno
- diffusi nella stanza con una candela per l'aromaterapia o un bruciatore a olio aromaterapico

Se applicati direttamente sulla pelle, gli oli

essenziali devono essere combinati con un olio di supporto, come l'olio di semi d'uva o l'olio di mandorle dolci. Questo perché gli oli essenziali sono molto forti e potrebbero danneggiare o bruciare la pelle. Gli oli essenziali non devono mai essere ingeriti o applicati sugli occhi.

Alcuni oli per l'aromaterapia sono specificamente consigliati per chi soffre di fibromialgia, ad esempio:

*   lavanda, camomilla o gelsomino (aiutano a rilassarsi)
*   limone, pompelmo o geranio (aumentano l'energia)
*   pepe nero, eucalipto, menta piperita o ginepro (alleviano il dolore alle articolazioni e ai muscoli)

L'aromaterapia sta diventando sempre più popolare tra i malati di fibromialgia. Questo a causa degli effetti che questa terapia sembra avere sulla sensazione di dolore e sull'umore.

In un recente studio condotto da Serge Marchand, neuroscienziato dell'American Pain Society, è stata testata l'efficacia dell'aromaterapia nel ridurre il dolore e migliorare l'umore. Lo studio ha coinvolto 40 partecipanti, sia maschi che femmine, ai quali è stato chiesto per la prima volta di valutare i loro livelli di umore e dolore dopo aver inalato dieci diversi profumi. Ai partecipanti è stato poi chiesto di immergere le mani in acqua calda per tre minuti. Ogni quindici secondi, ai partecipanti è stato chiesto di inalare un odore e di valutare i loro livelli di dolore e il loro umore. I risultati hanno mostrato una correlazione tra i profumi piacevoli e l'aumento dei livelli di umore sia nei pazienti di sesso maschile che in quelli di sesso femminile. Anche le pazienti di sesso femminile hanno mostrato una diminuzione dei livelli di dolore quando inalavano un profumo gradevole.

L'aromaterapia sembra offrire ai pazienti affetti da fibromialgia anche:

- una migliore circolazione
- una maggiore tolleranza al dolore
- un umore migliore
- senso di ringiovanimento

Riflessologia

La riflessologia è una tecnica terapeutica in cui la pressione e il massaggio vengono applicati a punti specifici dei piedi e/o delle mani che corrispondono ad altri punti e organi di tutto il corpo. Un riflessologo esperto determinerà quali punti toccare per fornire ai pazienti la terapia mirata, determinata dalle loro esigenze, dai sintomi e dal tipo di dolore.

La riflessologia non va confusa con la terapia del

massaggio standard. Mentre la terapia del massaggio si concentra sull'alleviamento del dolore e della tensione muscolare, la riflessologia si impiega per guarire le parti del corpo che non possono essere toccate dall'esterno manipolando i punti di pressione. Questa tecnica è simile all'agopuntura e alla digitopressione.

La riflessologia può essere eseguita a casa, utilizzando grafici o speciali calze e guanti per la riflessologia, per mostrare ai pazienti dove si trovano i punti di pressione. Se un paziente scegliesse questa strada, sarebbe probabilmente utile partecipare a un workshop per imparare a praticare l'auto riflessologia in modo efficace e scoprire quali punti stimolare per ottenere il massimo sollievo dai suoi sintomi FMS.

Tuttavia, scegliere un riflessologo esperto potrebbe rappresentare l'opzione migliore per chi cerca un tipo specifico di sollievo dal dolore e per chi vuole ottenere un'esperienza più rilassante, soprattutto per chi elenca l'ansia come sintomo del proprio FMS. Molte assicurazioni copriranno la riflessologia come terapia gratuita per la fibromialgia

In uno studio che ha coinvolto 10 fibromialgici che hanno provato trattamenti di riflessologia due volte alla settimana per cinque settimane, i ricercatori hanno trovato un netto miglioramento dei sintomi di tutti e dieci i pazienti, senza registrare effetti collaterali.

I pazienti FMS che si sono sottoposti a regolari trattamenti di riflessologia plantare riferiscono un miglioramento in:

- Lucidità mentale
- Sindrome dell'intestino irritabile
- Fatica
- Disturbi del sonno
- Depressione
- Dolore miofasciale
- Dolore ai tender points

Terapia ambientale

Conosciuta anche come medicina ambientale, la terapia ambientale (precedentemente nota anche come ecologia clinica) è la diagnosi e il trattamento di malattie, patologie e altre condizioni causate da fattori ambientali. I terapisti ambientali hanno identificato diverse sostanze che possono causare reazioni dannose e malattie negli individui. Queste sostanze includono sostanze chimiche, pesticidi, farmaci, gas di scarico delle auto, fumo di tabacco, così come allergeni alimentari. Altre sostanze che possono avere un effetto negativo sulla salute delle persone includono allergeni comuni come la forfora animale, la polvere, il polline e la muffa, così come diversi alimenti, come i latticini, lo sciroppo di mais, la carne, le noci, la frutta e la verdura.

Per determinare se i fattori ambientali causano o contribuiscono all'emergere di problemi di salute in un individuo, un terapista ambientale eseguirà analisi del sangue, delle urine, delle feci e dei capelli.

Verranno eseguiti esami del sangue come il test di funzionalità epatica, poiché il fegato è l'organo principale che controlla la rimozione delle tossine dal corpo, il test di carenza di zinco, in quanto un deficit di zinco è solitamente indicativo di avvelenamento da metalli o esposizione a pesticidi o tossine ambientali (PCB) e verranno eseguiti anche test di allergia e ipersensibilità.

Una volta identificate le cause ambientali di una condizione o di una malattia, il passo successivo sarà quello di rimuoverle dalla casa e/o dal luogo di lavoro di un individuo o di ridurne al minimo l'esposizione dell'individuo, nonché di migliorare la salute fisica e mentale complessiva dell'individuo.

La disintossicazione è fondamentale per la terapia ambientale e comprende la terapia nutrizionale, l'esercizio fisico e gli integratori alimentari. Possono essere prescritti anche trattamenti complementari, come la medicina tradizionale cinese e l'omeopatia.

Alcuni effetti collaterali associati alla terapia ambientale sono mal di testa, stanchezza e dolori.

Poiché lo stress ambientale può aggravare i

sintomi della fibromialgia, la medicina ambientale può essere utile per ridurre al minimo i sintomi più comuni, tra cui:

- depressione
- stanchezza
- mal di testa
- insonnia

Può anche aiutare a ridurre al minimo gli effetti delle condizioni associate alla fibromialgia, tra cui la sindrome dell'intestino irritabile e la sindrome da affaticamento cronico.

Magnetoterapia

La magnetoterapia è una forma di trattamento alternativo che utilizza l'energia e le correnti elettriche dei magneti al fine di promuovere la guarigione globale fisica e mentale attraverso la stimolazione delle cellule.

La magnetoterapia può variare dalle sessioni di trattamento con l'utilizzo di apparecchiature elettromagnetiche specializzate in ambiente ospedaliero all'utilizzo di dispositivi magnetici come materassi magnetici, cuscini e gioielli per la terapia della vita quotidiana.

Si ritiene che la magnetoterapia aiuti una varietà di condizioni e malattie - molte delle quali sono legate alla fibromialgia - tra cui le seguenti:

- dolore diffuso e mal di schiena cronico
- artrite
- cancro
- tensione muscolare
- depressione

Conclusioni

La sindrome fibromialgica (FMS) è una condizione cronica che causa dolore e fatica enormi. Anche se esistono molti trattamenti, non ha ancora una cura. La fibromialgia provoca dolore nei tessuti intorno alla pelle, alle articolazioni e agli organi, portando sintomi come tensione nelle articolazioni, mal di testa nauseante e indolenzimento del viso, che causano sensibilità alla luce e alla temperatura, stanchezza e insonnia, disturbi intestinali, parestesia, problemi di pelle e intorpidimento generale nelle dita e nei piedi, aggiungendosi al malessere.

Anche se la fibromialgia non ha cause decisive note, sono state fatte numerose ricerche che hanno portato a diverse conclusioni. In primo luogo, si ritiene che ci sia una maggiore possibilità di sviluppo della sindrome fibromialgica a seguito di un trauma fisico, di solito dopo lesioni al collo, che colpiscono il sistema nervoso.

In secondo luogo, la sindrome fibromialgica potrebbe benissimo essere ereditaria, come indicato dalla ricerca, ed è tipicamente diagnosticata alle donne. Inoltre, si ritiene che la depressione sia collegata con la fibromialgia. La risonanza magnetica dei pazienti affetti da fibromialgia ha rivelato un'associazione tra le due malattie.

Inoltre, un'altra tesi suggerisce che la sindrome fibromialgica si verifichi a causa di uno stato emotivo o mentale disturbato. Altri test rivelano una carenza della serotonina, che diminuisce l'intensità del segnale del dolore. Ma resta ancora un certo livello di ambiguità sulla causa della fibromialgia.

La fibromialgia non è una condizione da trattare con clemenza. Anche se non esiste una cura per questa condizione, sono molti i rimedi e i trattamenti disponibili, e se usati correttamente possono cambiare la convivenza con questa condizione.

I trattamenti tradizionali occidentali come gli antidolorifici, gli antidepressivi e la terapia dei trigger points, utilizzano tutti farmaci di sintesi che in una certa misura sono utili a molti pazienti, ma non sono esenti da effetti collaterali numerosi, tra cui nausea, disfunzioni sessuali, problemi di pressione sanguigna, aumento di peso, dolore in caso di terapia dei trigger points e un'ampia possibilità di dipendenza da questi farmaci che porta alla disintossicazione e sintomi di astinenza che potrebbero benissimo essere pericolosi per la salute dei pazienti.

Il trattamento naturopatico, invece, utilizza solo terapie naturali per raggiungere l'obiettivo di ridurre i sintomi e migliorare la salute, comportando effetti collaterali minimi, il che non solo cura i sintomi ma migliora anche il benessere del paziente. Trattamenti come massaggi, idroterapia e cure a base di erbe si avvalgono di strumenti forniti dalla natura che sono privi di additivi, e quindi danno un risultato complessivamente migliore rispetto ai trattamenti tradizionali occidentali. Vengono utilizzati anche altri trattamenti non convenzionali come l'umorismo, la danza e la musicoterapia che riducono la depressione negli individui e migliorano il sonno.

Il trattamento naturopatico enfatizza un regime alimentare sano che viene utilizzato come strumento per affrontare i sintomi della fibromialgia rendendo il corpo del paziente sano e mettendolo in condizione di combattere la malattia dall'interno. Il trattamento naturopatico combatte la condizione utilizzando tutti i sensi, ad esempio la riflessologia, che utilizza il tatto, l'aromaterapia, l'olfatto, la terapia della luce, che utilizza la luce e vari rimedi di Bach che si concentrano sul senso del gusto per guarire il paziente. Inoltre, si può far ricorso anche alla musica e alle terapie del suono a bassa frequenza, che sfruttano il senso dell'udito per alleviare il dolore del paziente.

Tutto sommato, la Naturopatia è un modo naturale di curare la Fibromialgia che offre vari rimedi efficaci con effetti collaterali minimi.

Capitolo bonus : Principi generali di igiene

Il presente capitolo tratta i principi e le leggi naturali riguardanti le pratiche sanitarie generali. Questi principi fondamentali di igiene, da soli, **potrebbero** essere la risposta a molte malattie che affliggono l'epoca contemporanea. Questo capitolo è stato scritto utilizzando un tono che potrebbe apparire piuttosto particolare ed autoritario; questo è il risultato deliberatamente cercato.

Lo scopo di questo capitolo è aiutarvi a realizzare che le vostre abitudini quotidiane giocano un ruolo molto importante per la vostra salute.

Scegliere buoni medici:

Prediligete i medici che operano rispettando le leggi della natura. Ove necessario, vi cureranno con farmaci alternativi, che sono in armonia con la natura. Questi medici hanno imparato ad analizzare i messaggi che il vostro corpo invia attraverso il dolore.

Tali medici professionisti non cercano di nascondere il vostro dolore fisico e le vostre malattie con sostanze artificiali create dall'uomo, che possono portare alla malattia. Sanno che la malattia e il dolore non sono altro che messaggi, inviati dal vostro corpo, per aiutarvi a ristabilire l'ordine e l'equilibrio nella vostra vita.

Vi cureranno cercando di scoprire le cause dei vostri squilibri mediante il dialogo, l'esame del vostro corpo e, infine, con l'ausilio di analisi scientifiche come campioni di sangue o radiografie, per aiutarvi a stare meglio.

Per alleviare il dolore, utilizzano principalmente piante o strumenti che hanno un effetto benefico per sistemare i vostri organi, i tendini, i nervi, i muscoli e le ossa, e lavorano sull'equilibrio dell'energia del vostro corpo.

State alla larga dai medici che cercano di nascondere il vostro dolore e i sintomi dei vostri squilibri, senza mai preoccuparsi di quali siano le cause delle vostre malattie. Per farlo, vi prescriveranno sempre più sostanze artificiali e narcotici creati dall'uomo.

Questo non fa altro che avvelenarvi sempre di più, aggravare le vostre malattie o causarne di nuove, e vi condurranno, in modo irreversibile, ad una morte prematura, provocando a volte grandi sofferenze.

I microbi e i batteri non sono vostri nemici, ma vostri amici, se il vostro corpo è in salute. Esistono per pulire il vostro corpo e rafforzare il vostro sistema immunitario. Ci sono permanentemente circa un chilogrammo e mezzo di microbi e batteri nel corpo umano, presenti nel vostro sangue, nei polmoni e nel tratto digestivo per rafforzare il sistema immunitario e migliorare la salute.

Un buon medico non cerca di uccidere i batteri ed i microbi naturalmente presenti nel vostro corpo somministrando preparati antibatterici o antimicrobici, ma tenta piuttosto di migliorare le condizioni generali del vostro corpo in modo da aiutare i microbi ed i batteri esistenti a fare il loro lavoro di pulizia e difesa, proteggendovi dalle malattie. I cattivi dottori fanno, invece, il contrario.

Per fare un esempio, praticamente è come se tentassero invano di eliminare zanzare e microbi dalle paludi, senza considerare che esistono proprio per ripulirle. Se un'area paludosa costituisce un problema, basterà ripulirla e asciugare il terreno drenando l'acqua e, una volta che la palude sarà scomparsa e il terreno ripulito, le zanzare ed i microbi scompariranno da soli.

Lo stesso vale per il corpo umano. Lasciate che i microbi ed i batteri continuino a fare il loro lavoro all'interno del vostro corpo e, per quanto in vostro potere, mantenetelo in salute seguendo i principi di uno stile di vita sano. Tuttavia, badate bene che questo libro non vuole tenervi alla larga da tutti i medici.

La medicina si è evoluta moltissimo nel corso dei secoli. Ci sono degli ottimi medici in circolazione e sta a voi trovarli. Un buon medico, se deve usare farmaci approvati, si affida agli ospedali e ai laboratori per indagare sulle cause della vostra malattia e stabilire la sua diagnosi con l'obiettivo di purificare il vostro corpo.

Nutrizione:

Nel corso dei millenni, la natura ha costantemente migliorato la circolazione e rafforzato il sistema immunitario dell'uomo. Oggi le malattie non sono più causate dai germi, ma da abitudini di vita malsane.

Purificandovi seguendo abitudini di vita salutari vi permetterà di allontanare naturalmente dal vostro corpo potenziali germi, virus e batteri nocivi.

Per condire il vostro cibo, dovreste evitare di utilizzare qualsiasi sostanza artificiale prodotta dall'uomo e prediligere erbe aromatiche e spezie naturali che provengono dalle piante.

Non utilizzate sostanze artificiali, create dall'uomo, nel vostro cibo. Queste vengono apparentemente usate per conservare meglio il cibo, migliorarne la consistenza, aggiungere colore o cambiarne il sapore. Tali sostanze sconvolgono l'armonia e l'equilibrio del vostro corpo.

State lontani anche da tutti i cibi elaborati prodotti a livello industriale e prendetevi il tempo di cucinare i vostri pasti. Gli alimenti trasformati non solo sono pieni di sostanze artificiali, ma sono anche adulterati e privati delle sostanze nutritive essenziali e degli oligoelementi naturali.

Come abbiamo già visto, per mantenere l'equilibrio del vostro corpo, dovrete astenervi dal cercare di curarvi con qualsiasi farmaco sintetico creato dall'uomo, o dal cambiare completamente la vostra dieta, tranne quando ciò vi viene prescritto da un medico competente. Ma dovete anche evitare qualsiasi sostanza che possa alterare o modificare il vostro stato di consapevolezza.

Pertanto, è necessario non far uso di sostanze sintetiche come l'eroina, derivata dalla pianta del papavero, o la cocaina, derivata dall'albero di Kola. Queste piante sintetizzate o raffinate alterano, stimolano o intorpidiscono le vostre percezioni sensoriali naturali.

In origine, tutti i narcotici venivano ricavati dalle piante, ed esistevano per essere utilizzati con saggezza, solo nell'arte della medicina o per la decorazione di ambienti.

Dovreste anche comprendere che ogni volta che perforate la vostra pelle o organi, come la lingua o i denti, per agganciare qualcosa o mescolare diversi metalli e altri materiali, non state rispettando il vostro corpo. Il vostro corpo è già di per sé un miracolo.

Lo stesso vale quando si modifica la struttura della pelle, o dei denti, incorporando sostanze estranee, come inchiostro, mercurio o piombo. Perforando o modificando la vostra pelle in particolare, e il vostro corpo in generale, senza prescrizione medica, non rispettate il vostro corpo.

Se avete già fatto queste cose, allora dovreste assolutamente liberarvene e ripristinare la vostra salute.

Nessuna pianta dovrebbe essere fumata. Il tabacco, l'eroina e la cannabis sono prodotti fatti per curare contusioni e determinate patologie.

Non esiste una pianta da fumare. Esistono per compiacere l'occhio, per gli alimenti o, come già detto, per essere usate con saggezza nell'arte della medicina o per la decorazione dell'ambiente.

Dovreste anche limitare il consumo di tè e caffè ad un massimo di 3 tazze al giorno. Andando oltre questa quantità, le molecole di teina e caffeina contenute in queste bevande influiscono sull'efficacia sinaptica e accorciano la vita. Nel frattempo, diventerà palese che la vostra memoria e la vostra capacità di analisi e di sintesi inizieranno a funzionare in modo meno efficace.

Inoltre, evitate completamente le bevande fredde industriali che dal XX secolo la gente chiama *soda*. Gli additivi artificiali, come i dolcificanti che troviamo in queste bevande, influenzano anche l'efficacia sinaptica, uccidono le cellule cerebrali e creano disturbi organici. Questo può causare malattie, come quella conosciuta con il nome di morbo di Alzheimer, e porterà all'accorciamento della vostra vita.

Svariati frutti e semi oleosi, appena raccolti, maturi e prontamente trasportati da produttori locali, dovrebbero essere alimenti base nella vostra dieta. A seconda del vostro appetito e delle vostre preferenze, dopo averli lavati e sbucciati, consumateli a colazione come alternativa ad altri alimenti. Potete mangiarli anche circa 30 minuti prima di pranzo o cena, e anche tra un pasto e l'altro.

Lasciatevi inebriare dal colore e dal profumo del frutto. Nel frutto, sentite la vita che risveglia le vostre papille gustative e stimola l'apparato digerente, mentre il cibo entra nel corpo.

Per poter beneficiare di questa bella armonia, quando mangiate un frutto o una noce, masticate lentamente fino a quando il frutto diventa come un succo.

Allo stesso modo, se ne avete voglia o bisogno, non esitate a mangiare semi oleosi tra un pasto e l'altro, come noci, nocciole o anacardi, masticandoli lentamente. Questo tipo di frutta secca si trasforma in latte vegetale in bocca e offre al vostro corpo elementi oligoelementi molto utili per mantenervi in buona salute.

In questo modo, noterete che, gradualmente, sentirete meno il bisogno di pasti abbondanti con cibi cotti sul fornello o al forno, che richiedono lunghe preparazioni.

A pranzo e a cena, mangiate tutte le verdure miste che volete, privilegiando quelle che potete consumare crude. Ricordatevi sempre di sbucciarle e lavarle accuratamente con acqua corrente.

Quando sbucciate le verdure, comprese quelle che crescono sotto terra come le carote o le patate, così come l'aglio, le cipolle o i funghi, non preoccupatevi di uccidere esseri viventi microscopici come i batteri o i microbi, che sono concepiti in modo da essere protetti dalle mani dell'uomo e da vivere in armonia con questo, quando sbuccia le verdure.

Anche se avete un alto livello di igiene, ricordate che avete in voi, e su di voi, miliardi di esserini infinitamente piccoli, come batteri e microbi, che contribuiscono all'equilibrio della vostra pelle, di tutti i vostri organi e soprattutto del vostro apparato digerente.

Riso, grano e tutti i cereali naturalmente autoprodotti sono indispensabili nella vostra dieta.

Sono perfettamente indicati per alimentare l'uomo se non sono stati oggetto di manipolazioni genetiche. Anche i legumi come fagioli, piselli, lenticchie andrebbero consumati quotidianamente, con moderazione, a complemento degli altri alimenti, per costruire o rigenerare le cellule, soprattutto i muscoli, e mantenere l'equilibrio del sangue.

Dovete consumare questi cereali e legumi con moderazione ogni giorno, idealmente a pranzo piuttosto che a cena, perché contengono gli elementi necessari per costruire o rigenerare le vostre cellule, ma richiedono più tempo per essere digeriti rispetto a frutta e verdura.

Tra un pasto e l'altro, è consigliabile mangiare 8 o 10 semi oleosi come noci, mandorle o nocciole, ricordandosi di farlo masticando lentamente, fino a poter assaporare il latte vegetale che rilasciano.

Non bevete alternative al latte o latte di soia prodotto nelle fabbriche, perché il latte a base vegetale industriale non contiene praticamente nessuna vitamina e micronutrienti naturali.

Come già consigliato per la frutta al mattino, sia che mangiate verdura cruda o cotta, grano o legumi, nutritevi con il colore e con l'odore di ogni alimento.

Quando mangiate, masticate lentamente, con rispetto, gratitudine e apprezzamento per il cibo salutare.

Il vostro corpo necessita di assumere dai 2 ai 3 litri d'acqua al giorno. In particolare, otterrete quest'acqua dalla vostra dieta quotidiana ricca di frutta, legumi, verdure crude e cereali.

Il vostro fabbisogno di acqua dovrà essere integrato bevendo, ogni giorno tra i pasti (*e mai durante i pasti*), da 1 a 2 litri d'acqua al giorno.

Consigliabile anche non bere affatto, o bere poca acqua durante i pasti per non perdere o danneggiare le sostanze nutritive presenti nel cibo. Rispettando queste semplici regole di buon senso, godrete di un'ottima salute.

Digiuno e riposo:

Oggigiorno, numerosi studi evidenziano le incredibili virtù terapeutiche e purificanti del digiuno:

Perdita di peso, miglioramento di alcune malattie croniche, miglioramento delle funzioni cognitive, depurazione dell'apparato digerente e purificazione del nostro corpo, eccetera.

L'autore parte dal presupposto che mangiamo troppo e che il digiuno permette al corpo di riposare e purificarsi. In questo modo il corpo viene ripulito dalle vecchie cellule, dai grassi, dai rifiuti e dalle tossine.

Digiunare non ha nulla a che fare con l'anoressia, che è una malattia. Non è pericoloso, ed è accessibile a tutti (eccetto in alcuni casi patologici), perché abbiamo delle riserve per mantenerci in forma senza problemi per diversi giorni.

Esistono diversi tipi di digiuno:

- Digiuno a base d'acqua
- Digiuno secco
- Digiuno intermittente

Vi invitiamo ad informarvi per conoscere meglio tutti questi tipi di digiuno.

Occorre notare che non si tratta solo di alimentazione, ma è una filosofia di vita vera e propria. Si tratta di riposare da tutti i punti di vista: televisione, tecnologia, musica.

Perché non ridurre la quantità di tempo passato al telefono - il tempo speso ad ascoltare brutte notizie, o con la musica ad alto volume per troppo tempo?

Tutto questo sta sovrastimolando il vostro corpo.

Anche se il presente capitolo è stato scritto con un tono imperativo, è pensato per darvi qualche spunto di riflessione.

L'obiettivo è farvi comprendere che una vita sana gioca un ruolo molto importante per il vostro generale stato di salute.

Uno stile di vita salutare permette di facilitare la guarigione e talvolta anche di prevenire la comparsa di malattie in futuro.

Conclusione :
Grazie!

Congratulazioni, siete arrivati alla fine di questo libro.

Mi auguro che abbiate compreso quanto è importante prendervi cura di voi stessi e del vostro corpo.

La vostra salute dovrebbe sempre essere la vostra priorità assoluta.

Perché, diciamocelo: **C'è qualcosa di più prezioso per gli esseri umani della propria salute**?

Come sempre, vi consigliamo di consultare il vostro medico prima di intraprendere qualsiasi cambiamento. Questo libro è soltanto una raccolta di consigli di cui è stata dimostrata l'affidabilità, ma non dimenticate che, come ogni altro libro, non può sostituire una diagnosi di qualità da parte di un medico qualificato.

Il vostro regalo :
eBook gratuito sugli alimenti alcalini

Per ringraziarvi di aver letto questo libro, vi offriamo un libro digitale in formato PDF che potrete leggere a casa vostra!

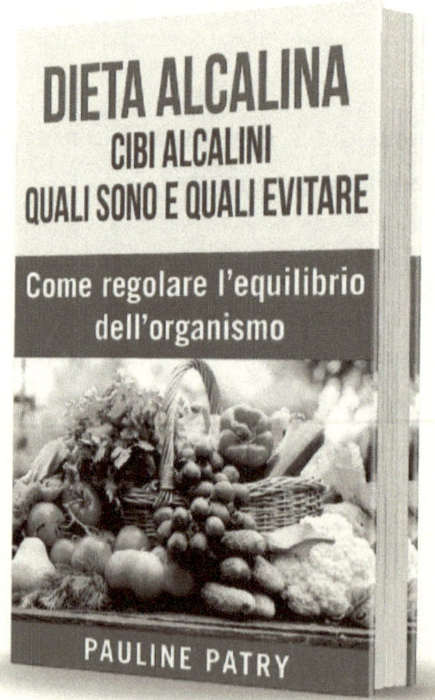

È un libro sull'equilibrio acido-basico del vostro corpo. Imparerete a regolare questo equilibrio. Scoprirete quali alimenti evitare e quali cibi scegliere.

Per un campione gratuito del libro, potete visitare questo sito web:

https://katvio.com/prenota

In alternativa, potete scansionare il seguente codice QR con il vostro smartphone, e il link si aprirà automaticamente:

Il vostro feedback su questo libro

Se pensate che questo libro potrebbe aiutare altre persone in difficoltà, vi preghiamo di dedicare qualche minuto del vostro tempo per condividere una recensione positiva.

Se questo libro non vi è piaciuto, potete contattare l'autore per condividere i vostri commenti. Siamo seriamente interessati alle vostre opinioni, che ci permetteranno di continuare a migliorare questo libro. Pertanto, se avete un commento o una miglioria da suggerire, potete contattare direttamente l'autore utilizzando questo link:

https://katvio.com/opinione

Inoltre, se ritenete che questo libro potrebbe essere utile ad altre persone, il modo migliore per farlo conoscere è pubblicare una recensione positiva sul sito internet da cui avete acquistato il libro.

Che possiate continuare a godere di ottima salute!

Pauline PATRY

www.ingramcontent.com/pod-product-compliance
Lightning Source LLC
Chambersburg PA
CBHW051218250726
48655CB00006B/2466